鍼灸安全対策ガイドライン

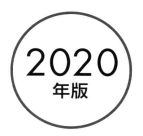

2020
年版

監　修：坂本　歩

編　集：公益社団法人 全日本鍼灸学会 学術研究部 安全性委員会

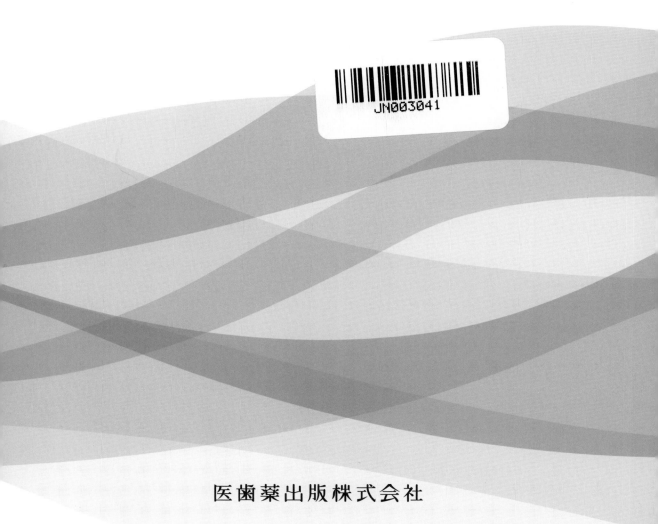

医歯薬出版株式会社

監 修

坂本　歩　　公益社団法人 全日本鍼灸学会 副会長

　　　　　　公益社団法人 東洋療法学校協会 会長

編 集

公益社団法人 全日本鍼灸学会 学術研究部 安全性委員会

委員長	菅原　正秋	東京有明医療大学 保健医療学部 鍼灸学科 講師
委 員	上原　明仁	呉竹学園 東洋医学臨床研究所 所長補佐
	菊池　勇哉	宝塚医療大学 保健医療学部 鍼灸学科 講師
	新原　寿志	常葉大学 健康プロデュース学部 健康鍼灸学科 教授
	田口　太郎	九州看護福祉大学 看護福祉学部 鍼灸スポーツ学科 准教授
	恒松　美香子	帝京平成大学 ヒューマンケア学部 鍼灸学科 講師
	福田　晋平	明治国際医療大学 鍼灸学部 鍼灸学科 助教
	古瀬　暢達	大阪府立大阪南視覚支援学校 理療科 首席
		森ノ宮医療大学 鍼灸情報センター 客員講師
	森田　智	千葉大学医学部附属病院和漢診療科 鍼灸外来主任
	山﨑　寿也	関西医療大学 保健医療学部 はり灸・スポーツトレーナー学科講師
顧 問	山下　仁	森ノ宮医療大学大学院 保健医療学研究科 研究科長・教授

This book was originally published in Japanese
under the title of :

SHINKYU ANZEN TAISAKU GAIDORAIN 2020 NENBAN

(Guidelines for Safety Management of Acupuncture and Moxibustion Therapy 2020)

Editor :
Committee for Safe Acupuncture, JSAM

© 2020　1st ed.

ISHIYAKU PUBLISHERS, INC.
　7-10, Honkomagome 1 chome, Bunkyo-ku,
　Tokyo 113-8612, Japan

鍼灸安全対策ガイドライン発行に際して

　1993年発刊の「鍼灸治療における感染防止の指針」(監修 小林寛伊) を緒として, 我が国の鍼灸治療の安全性に関する議論は, 安全性ガイドライン委員会を中心に進められていました. その後, この委員会の活動は, やや停滞しておりましたが, 故尾崎昭弘先生が主導し, 再び全日本鍼灸マッサージ師会, 日本鍼灸師会, 日本理療科教員連盟, 東洋療法学校協会並びに全日本鍼灸学会で構成される鍼灸安全性委員会が設置され, 様々な議論を経て, 2007年に「鍼灸医療安全ガイドライン」(医歯薬出版株式会社) が刊行されるに至ったわけです. 故尾崎昭弘先生は, 事故発生の人的要因やシステム要因などを詳細に記載することによって, 鍼灸医療従事者に正しい知識を持ってもらい, 延いては鍼灸医療の社会的評価を高めることに繋げていくといった理念をお持ちでしたので, 感染防止対策や安全対策に造詣の深い先生方を編集委員として選出し, 執筆に際しても編集委員を中心に, 当時の最新の知見を元に編纂されました.

　「鍼灸医療安全ガイドライン」発刊から既に, 10年以上の月日が経ち, 改訂の必要性を各方面から要請されておりました. 従って, この度, 新たな形で「鍼灸安全対策ガイドライン」が編纂されますことは, まさに時機を得たものと思量します. 本ガイドライン作成においては, 公益社団法人全日本鍼灸学会学術研究部安全性委員会が, 主体的に作業をしていただき, 膨大な時間を割いて頂きました. 連綿と続く鍼灸医療の安全対策のため, ご尽力頂いたことに敬意を表すると共に深甚なる感謝を申し上げる次第です.

　さて, 本ガイドラインは, 出来る限り多くの関係者に見て頂くために, 多岐にわたる事象を網羅し, 且つ, 箇条書き形式で記載されております. これは, 医療に関する様々なガイドラインに準じた形式でもあります. また, 鍼灸医療の安全性に関する知見を十分に精査して作成されておりますので, 現時点で最も信頼性の高いガイドラインであると考えられます. 一方で, 鍼灸医療の安全性に関する科学的根拠を示すためには, 膨大な知見からレビューすることが求められますが, それは今後の課題となると考えます. 今後とも安全性委員会のご努力に期待をしております.

　最後になりましたが, 本ガイドラインが, 鍼灸医療に関わる多くの人に活用され, 安全, 安心, 且つ快適な鍼灸医療の実践に役立てて頂くことを祈念し, 監修者の挨拶とさせて頂きます.

2020年1月

公益社団法人 全日本鍼灸学会 副会長
公益社団法人 東洋療法学校協会 会長

坂本　歩

序　文

　鍼灸施術の安全性に関するガイドラインが最初に刊行されたのは，1993年のことで「鍼灸治療における感染防止の指針」というタイトルで感染対策に特化した内容であった．当時，故・小林寛伊先生（元 東京大学医学部感染制御学教室 教授）監修のもと編集に携わったのは鍼灸治療における安全性ガイドライン委員会であった．当時はB型・C型肝炎およびAIDSなどの血液媒介感染症の拡大が世間で取り沙汰され，感染予防についての関心が高まっていたことや，1987年に厚生省より鍼灸師団体等に対し「鍼灸におけるAIDS感染等の防止について」という通達文が発出されたことがきっかけとなり，このガイドラインが作成された．

　その後，1999年に世界保健機関（WHO）より『Guidelines on Basic Training and Safety in Acupuncture（鍼の基礎教育と安全性に関するガイドライン）』が公開されると，これを受けて国内では2007年に『鍼灸医療安全ガイドライン』が刊行された．この編集に携わったのは故・尾崎昭弘先生（明治鍼灸大学〈現・明治国際医療大学〉名誉教授），坂本歩先生（学校法人呉竹学園 理事長）をはじめとする鍼灸安全性委員会であった．鍼灸安全性委員会は前述の鍼灸治療における安全性ガイドライン委員会を前身とする組織で，（公社）全日本鍼灸マッサージ師会，（公社）日本鍼灸師会，（公社）東洋療法学校協会，日本理療科教員連盟，（公社）全日本鍼灸学会の5団体から委員を募り構成されていた．

　鍼灸安全性委員会は，さらに2010年『鍼灸医療安全ガイドライン』を補完するための書として『鍼灸医療安全対策マニュアル』を刊行している．これは鍼灸医療事故の事例による対処法や法的解釈も含めて分かりやすく解説されたものであった．

　『鍼灸医療安全ガイドライン』は発刊からすでに10年が経ち内容を更新すべき時期にきているが，初版以降，改訂作業は行われていない．この度，鍼灸安全性委員会を世代交代するかたちで，前述の5団体から成る組織として鍼灸医療安全性連絡協議会（鍼灸安全性委員会から改称）を立ち上げた．そして，各団体長の了承のもと（公社）全日本鍼灸学会の学術研究部安全性委員会が主体となりガイドラインの作成作業を進め，『鍼灸安全対策ガイドライン2020年版』（以下，本ガイドライン）を公開するに至った．なお，前述の『鍼灸医療安全ガイドライン』はマニュアルとしての内容が多分に含まれていたためページ数も多く，名称が内容を必ずしも反映していなかったと考え，本ガイドラインでは内容を箇条書で簡略化し，改訂版ではなく新版として作成した．また，本ガイドラインは書籍として出版すると同時に，誰でも読むことができるよう（公社）全日本鍼灸学会のホームページから無償でダウンロードすることができる形で一般公開することとした．

　本ガイドラインは，原案を作成した時点で，（公社）全日本鍼灸学会のホームページ上に公開し，パブリックコメントを募集した．その結果，延べ39件のコメントが寄せられ，それを参考として修正を加えたものを最終版として完成させた．パブリックコメントをお寄せ頂いた方々には厚く御礼申し上げる．

最後に，本ガイドラインの前身となった『鍼灸医療安全ガイドライン』の編集に携わった鍼灸安全性委員会の皆様の功績に対し敬意を表すとともに，本ガイドラインの作成に際し，ご指導賜りました各業団関係者の皆様に感謝の意を表する次第である．

　多くの鍼灸師が本ガイドラインに基づいた臨床を実践することによって，我が国の鍼灸医療が安全性の高いものであると国内外から評されるようになることを切に願うものである．

2020年1月

公益社団法人 全日本鍼灸学会 学術研究部 安全性委員会

委員長　**菅原　正秋**

本ガイドラインの特徴と活用法

　本ガイドラインは，医療の中で鍼灸を実践することを前提に作成した．よって，施術をするにあたり医療安全の観点から，鍼灸師が遵守すべきことや実践するべきことなどを網羅的に記述した．本ガイドラインの作成にあたっては，国内外の有害事象調査に基づいて内容の見直しを行った．しかしながら，現状では鍼灸の安全性に関する科学的根拠を示すことのできる文献は少なく，十分なレビューから結論を見出すことができない．よって，疾患ごとにある診療ガイドラインのようにエビデンスレベルを明確に提示することは難しいと考え，各項目の文書表現を次のよう定めた．

　まず第1に，あん摩マッサージ指圧師，はり師，きゅう師等に関する法律（以下，あはき法）などで定められている事項，医療倫理的に遵守すべき事項および明確な科学的根拠がある事項で，安全性あるいは患者の権利を確保するための文言については，語尾に「しなければならない」という義務的な強い表現を用いた．また，あはき法などには記載はないが，医療倫理的に遵守すべき事項，明確な科学的根拠がある事項で，危険性が極めて高い，あるいは患者の権利を侵す可能性が極めて高い行動については「してはならない」という義務ではないものの，より強い表現で制限した．

　次の段階は，医療における一般常識かつ明確な科学的根拠がある事項で，安全性あるいは患者の権利を確保するための行動を強く推奨する場合には「するべきである」，また，危険性が高い，あるいは患者の権利を侵す可能性のある行動を強く制限する場合には「するべきでない」という表現を用いた．

　そして第3段階は，医療分野では明確な科学的根拠があり，それを実践することで安全性がより高まることが期待される行動の場合には「推奨される」または「望まれる（望ましい）」という表現を，また，同様に安全性が低下する可能性のある行動を制限する場合には「推奨されない」という表現を用いた．

　最後に一番低いカテゴリーとして，現時点では科学的根拠は乏しいものの，これまでのガイドラインでは有害事象が発生する可能性を示唆して注意喚起がなされている場合には「注意が必要である（注意を払う必要がある）」という表現を用いた．

　本ガイドラインを活用する際には，以上のことを踏まえた上で患者へのインフォームド・コンセントや他の医療者との相互理解に役立てて頂きたい．なお，医療事故等が発生した際の裁判や訴訟に用いられることは本ガイドラインの主旨ではない．

ガイドラインの文章（語尾）表現

表現	施術者に対する 強制力	内容
しなければならない	義務	安全性あるいは患者の権利を確保するための義務
してはならない	より強い	危険性が極めて高い，あるいは患者の権利を侵す可能性が極めて高い行動を強く制限する
するべきである	強い	安全性あるいは患者の権利を確保するための行動を強く推奨する
するべきではない	強い	危険性が高い，あるいは患者の権利を侵す可能性のある行動を強く制限する
推奨される （望まれる，望ましい）	やや強い	安全性がより高まることが期待される行動を推奨する
推奨されない	やや強い	安全性が低下する可能性のある行動を制限する
注意が必要である （注意を払う必要がある）	弱い	現時点では科学的根拠が乏しいが，有害事象が発生する可能性があるため注意を喚起する

目　次

I．安全対策に関する用語の定義と分類

II．安全対策の一般的要求事項と注意事項

III．感染防止対策

I 安全対策に関する用語の定義と分類

関連用語の定義

安全対策に関する用語を以下のように定義する.

1. 医療事故とは，医療従事者の過誤や過失の有無に関わらず，医療に関わる場所で，医療の全過程において発生するすべての人身事故のことである．身体的被害と精神的被害の両方の傷害を含み，被害者には患者だけでなく医療従事者も含める．アクシデントも医療事故と同義とする[1].

2. 医療過誤とは，医療事故の一類型であって，医療従事者が，医療の遂行において，医療的準則に違反して患者に被害を発生させた行為である[1].

3. インシデントとは，患者に人的経済的損害を及ぼすことはなかったものの，当事者に「ヒヤリ」あるいは「ハッ」とするような経験をもたらす不慮の出来事のことである．「ヒヤリ・ハット」や「ニアミス」もインシデントと同義とする[1].

4. 副作用（有害反応）とは，施術において，一定頻度の発生が避けられない好ましくない生体反応のことである．なお，鍼灸における副作用は，以下，全身性のものと局所性のものに分類される[2].

   ①全身性の副作用：強い疲労感，強い倦怠感，過度の眠気，気分不良など
   ②局所性の副作用：刺鍼時の痛み，微小出血，刺鍼部掻痒感，施術後の刺鍼部痛など

5. 有害事象とは，因果関係を問わず治療中または治療後に発生した好ましくない医学的事象のことである．被害者は患者だけではなく医療従事者も含める．医療事故と類似した言葉であるが，第三者が遡及的に診療録を調査し，収集した事象である[3,4].

6. リスクマネジメントとは，医療事故を未然に防ぐ，あるいは発生した事故を速やかに処理し被害を最小限に防ぐための行動あるいは活動のことである．リスク管理や医療安全管理もリスクマネジメントと同義とする[1].

7. インフォームド・コンセントとは，施術者が患者に対して病状や施術方針等を分かりやすくかつ十分に説明し，患者がそれを理解・納得し，施術に対して同意・選択することである[1,5].

参考文献

［1］ 相楽有美，岩波浩美，定廣和香子，他．医療事故に関連する用語の定義の現状と特徴　看護基礎教育課程における安全管理教育の充実に向けて．群馬県民健科大紀．2008；3：83-100.

［2］ 山下仁．東洋医学基礎講座 現代臨床鍼灸学概論 4．鍼灸の有害事象と安全性．理療．2010；40（2）：9-14.

［3］ ICH GCP guidance. E6（R2）Good Clinical Practice：Integrated Addendum to ICH E6（R1）Guidance for Industry. 2018. p3.

［4］ 医薬品の臨床試験の実施の基準に関する省令.

［5］ World Medical Association（WMA）. World medical association declaration of lisbon on the rights of the patient. 2015.（リスボン宣言）

有害事象の分類

1. 有害事象の重症度を以下のGrade1〜5に分類する．また，Grade 3〜5を「重篤な有害事象」とする[1].

    Grade 1（軽　症）：「自覚症状がない」「軽度の症状がある」「臨床所見または検査所見のみ」「治療を必要としない」

    Grade 2（中等症）：「最小限の治療を要する」「局所的治療または非侵襲的治療を要する」「年齢相応の身の回り以外の日常生活動作が制限される」[※1]

    Grade 3（重　症）：「重症または医学的に重大であるがただちに生命を脅かすものではない」「入院または入院期間の延長を要する」「身の回りの日常生活動作が制限される」[※2]

    Grade 4（生命を脅かす）：「緊急処置を要する」

    Grade 5（死　亡）：「死亡した」

    [※1]「身の回り以外の日常生活動作」とは，食事の準備，日用品や衣服の買い物，電話の使用，金銭の管理などのこと．

    [※2]「身の回りの日常生活動作」とは，入浴，着衣・脱衣，食事の摂取，トイレの使用，薬の内服が可能で，寝たきりではない状態のこと．

2. 鍼に関連する有害事象は，以下のように分類する[2].

    ①感染症

    ②臓器損傷（気胸・血管損傷を含む）

    ③神経損傷

    ④皮膚疾患

    ⑤折鍼・伏鍼・異物（埋没鍼を含む）

    ⑥その他

3. 灸に関連する有害事象は，以下のように分類する[2].

    ①熱傷

    ②施灸部の癌化

    ③その他

4. 有害事象の原因は，因果関係等から以下の4つに区分される[3]

    ①副作用（有害反応）：意図せず生じた好ましくない生体反応

    ②過誤：施術者あるいは施術所の過失，無知，故意などによって発生した事象

    ③不可抗力による事故：天災など

    ④施術や施術者の行為とは因果関係がない事象

参考文献

[1] U.S. Department of Health and Human Services. Common Terminology Criteria for Adverse Events（CTCAE）v5.0. 2017.

[2] 古瀬暢達，上原明仁，菅原正秋，他．鍼灸安全性関連文献レビュー2012～2015年．全日鍼灸会誌．2017；67（1）：29-47.

[3] 山下仁．東洋医学基礎講座 現代臨床鍼灸学概論4．鍼灸の有害事象と安全性．理療．2010；40（2）：9-14.

Ⅱ 安全対策の一般的要求事項と注意事項

法令の遵守

1. 施術者は「あん摩マッサージ指圧師，はり師，きゆう師等に関する法律」をはじめ関連する法令を遵守し，安全な施術に努めなければならない．また，行政による指導に対しては，速やかにこれに従わなければならない[1].

2. 施術所の開設者（事業主）は「あん摩マッサージ指圧師，はり師，きゆう師等に関する法律施行規則」や「労働安全衛生法」などの関連する法令を遵守し，施術所の安全と衛生，従業員の健康管理に努めなければならない[1-3].

参考文献
［1］ あん摩マッサージ指圧師，はり師，きゆう師等に関する法律.
［2］ あん摩マッサージ指圧師，はり師，きゆう師等に関する法律施行規則.
［3］ 労働安全衛生法.

リスクマネジメント

　リスクマネジメントは，医療事故を未然に防ぐ，あるいは発生した事故を速やかに処理し被害を最小限に防ぐことを目的とする．

1. 問診や検査などにより患者の病態を把握し，適応・不適応の判断を適切に行うよう努めなければならない[1,2]．

2. 施術にあたっては，施術者は患者あるいは保護者がいる場合はその保護者に対して，施術によるメリット（治療効果）とともに，施術によって生じる可能性のあるリスク（有害事象）について適切かつ十分な説明を行い，施術に対する患者の理解と同意を得るよう努めなければならない（インフォームド・コンセント）[1,2]．

3. 施術者は，施術におけるリスクの低減を図り，有害事象及び医療事故の防止に努めなければならない[2]．

4. 施術所の開設者（事業主）あるいは管理責任者は，医療事故が発生した場合の対応マニュアルを作成しておくこと，さらには，これを施術所のスタッフに周知することが推奨される[2]．

5. 患者に有害事象が発生した場合は，患者本人あるいは保護者がいる場合はその保護者に対し，有害事象が発生したことを伝えるとともに，その原因と処置について説明するべきである[2]．

6. 重篤な有害事象の場合には，医療機関への受診を患者に勧めるべきである．また，医療機関への受診に際し，当該の施術者は患者に同行し，医師へ事故の詳細を説明することが推奨される[3]．

7. アクシデントやインシデントが発生した場合，当該の施術者は，それをアクシデント・インシデントレポートとしてまとめ原因を分析し，その情報を施術所のスタッフで共有するとともに予防策を検討し，再発防止に努めることが推奨される[3,4]．

8. 施術者は，医療事故の発生に備え，責任賠償保険に加入するべきである[5]．

9. 施術者は，施術所内あるいは出張施術時の緊急の場合に備え，救命講習を受講しておくことが望まれる．

参考文献

[1] 医療法 第一条の四 2.
[2] 日本医師会. 医師の職業倫理指針. 第3版. 2016. p3-5, p45-8.
[3] LT コーン, JM コリガン, MS ドナルドソン. 人は誰でも間違える―より安全な医療システムを目指して. 第1版. 東京. 日本評論社. 2000. p105-133.
[4] （一社）日本救急医学会 日本救急医学会診療行為関連死の死因究明等の在り方検討特別委員会（監訳），中島和江（翻訳）. 患者安全のための世界同盟 有害事象の報告・学習システムの

ためのWHOドラフトガイドライン 情報分析から実のある分析へ．第1版．東京．へるす
出版．2011.

［5］ 藤原義文．鍼灸マッサージに於ける医療過誤 現場からの報告．第1版．山王商事．2004.

施術録の記載・個人情報の保護

　施術録（診療録あるいはカルテと同義）は，単に施術内容や症状の経過を記録するだけでなく，適正な施術を行いかつ説明責任を果たしていることを示すものである．ゆえに，療養費支給や裁判などにおいては開示請求の対象となる公的文書となること，また，その内容は個人情報であることに注意が必要である[1].

1. 施術録の記載にあたっては，施術内容はもとより，施術の前中後に得られたさまざまな重要な情報を正確かつ分かりやすく記載することが推奨される[1,2].

2. 施術者ならびにスタッフは，個人情報の漏洩，滅失または棄損の防止，その他の個人情報の安全管理のため，組織的，人的，物理的，及び技術的安全管理措置等を講じなければならない[3].

3. 施術録は，施術完結の日から5年間保管することが推奨される[1,4].

4. 個人情報を取り扱うに当たっては，患者本人あるいは患者が未成年あるいは判断能力のない場合はその保護者に対して予め利用目的を明確に示し，目的以外に使用してはならない[3].

5. 当該本人の個人情報開示の請求を受けた時は，遅滞なく，開示しなければならない．ただし，開示することにより「個人情報の保護に関する法律」の第二十八条第2項の一号から三号に該当する場合は，その全部又は一部を開示しないことができる[5].

参考文献

[1] 医師法 第二十四条.
[2] 日本診療情報管理学会. 診療情報の記録指針（旧 診療録記載指針 改訂版）. 2017.
[3] 個人情報保護委員会，厚生労働省. 医療・介護関係事業者における個人情報の適切な取扱いのためのガイダンス. 2017. p26-8.
[4] はり師，きゅう師及びあん摩・マッサージ・指圧師の施術に係る療養費の支給の留意事項等について. 保医発 0620 第1号. 2018.
[5] 個人情報の保護に関する法律. 平成三十年法律第二十八号.

禁忌の施術

　はり師およびきゅう師による外科手術，薬品投与は法律により禁止されている[1]．有害事象を誘発する危険性の高い施術や他の医療行為の妨げになるような施術は行ってはならない．

1.　体内に故意に鍼を残存させる埋没鍼療法は，体内に残存した鍼が神経や臓器あるいは血管を損傷する，あるいは慢性痛などの症状を引き起こす可能性があること，また，磁気共鳴画像（Magnetic Resonance Imaging：MRI）の撮像や外科的処置に際し，多大な影響を及ぼすことから行ってはならない[2,3]．

2.　機能を損なう恐れがあることから，内臓や神経を刺鍼してはならない[2,3]．

3.　刺鍼を容易にすることを目的に鍼体に水銀を塗布する，いわゆる水銀塗布施鍼は，安全性が十分に担保されていないことから行ってはならない[4,5]．

参考文献

［1］　あん摩マツサージ指圧師，はり師，きゆう師等に関する法律．第四条．
［2］　古瀬暢達，山下仁，増山祥子，他．鍼灸安全性関連文献レビュー2007〜2011年．全日鍼灸会誌．2013；63（2）：100-14．
［3］　古瀬暢達，上原明仁，菅原正秋，他．鍼灸安全性関連文献レビュー2012〜2015年．全日鍼灸会誌．2017；67（1）：29-47．
［4］　楳田高士，山下仁，江川雅人，他．鍼灸の安全性に関する和文献（8）水銀塗布・内蔵直刺．全日鍼灸会誌．2001；51（2）：195-200．
［5］　山口誠哉．水銀中毒．安全工学．1965；4（3）：179-86．

禁忌の場合

　施術を行うことによって適切な処置を受ける機会を逸し，重篤な病態に陥る危険性がある場合は，施術を行ってはならない．

1.　心停止，呼吸停止，意識障害，大量出血，広範囲の熱傷，中毒などの緊急事態の場合は，応急処置および医療施設での処置を最優先しなければならない．また，応急処置として施術を行ってはならない[1]．

2.　バイタルサイン（意識状態，体温，脈拍，血圧，呼吸状態）に異常がみられた場合は，施術を行うべきではない．速やかに医療施設での処置を勧めるべきである[2]．

参考文献

［1］ WHO. Guidelines on basic training and safety in acupuncture. 1999. p19.
［2］ 福井次矢（編），奈良信雄（編）．内科診断学．第3版．東京．医学書院．2016．p47-55.

注意すべき場合

　病態によっては施術の有効性や安全性が明らかとなっていないものがある．また，妊婦に対する施術の安全性についても不明な点が多い．以下のような場合は，特に十分な説明を行った後，同意を得るとともに，細心の注意を払って施術を行わなければならない．

1. 悪性腫瘍の治癒を目的とした施術は，現時点において科学的根拠がないため行うべきではない．ただし，悪性腫瘍に随伴する症状(痛みなど)や薬物療法の副作用(吐き気など)に対してはこの限りではないが，施術は医師の指導のもとに行われることが望ましい[1,2]．

2. 妊婦への施術では，施術が流産や早産の誘因とならないよう細心の注意を払い，いかなる部位においても強刺激を避けるべきである．特に腹部周囲への施術には特段の注意を払う必要がある[3]．

3. 局所の熱感・腫れが激しい場合は，外傷あるいは何らかの感染症に罹患している可能性があるため，局所への施術を避けるべきである．また，経過が思わしくない場合は，施術を中断し，病院での精査を勧めるべきである[4,5]．

4. 易感染性患者(糖尿病患者，ステロイド服用者，等)への施術後に感染症を発症した例が報告されている．病態が安定しない場合は，施術の適否について医師の判断を仰ぐべきである[4,5]．

5. 出血性疾患を有する患者，および抗凝血治療中または抗凝血剤使用中の患者については，出血リスクに注意して施術を行わなければならない[4,5]．

6. 発熱を呈する患者においては，その原因疾患の特定および治療を優先すべきである．施術を控えて病院への受診を勧めることが望ましい[3]．

参考文献

[1] Lu W, Rosentha DS. Acupuncture for cancer pain and related symptoms. Curr Pain Headache Rep. 2013；17(3)：321.

[2] Rithirangsriroj K, Manchana T, Akkayagorn L. Efficacy of acupuncture in prevention of delayed chemotherapy induced nausea and vomiting in gynecologic cancer patients. Gynecol Oncol. 2015；136(1)：82-6.

[3] WHO. Guidelines on basic training and safety in acupuncture. 1999. p522-3.

[4] 古瀬暢達，山下仁，増山祥子，他．鍼灸安全性関連文献レビュー2007〜2011年．全日鍼灸会誌．2013；63(2)：100-14.

[5] 古瀬暢達，上原明仁，菅原正秋，他．鍼灸安全性関連文献レビュー2012〜2015年．全日鍼灸会誌．2017；67(1)：29-47.

禁忌の部位

　臓器や重要組織を損傷するあるいはその危険性が極めて高い部位，または病状を悪化させる可能性がある部位への施術は行ってはならない．

1. 新生児の大泉門・小泉門，外生殖器，乳頭，臍部，眼球，化膿部，急性炎症の患部，大血管，体腔内臓器，中枢神経，悪性腫瘍部に対して，刺鍼をしてはならない[1-3]．

2. 顔面部，外生殖器，乳頭，臍部，化膿部，悪性腫瘍部，急性炎症の患部，皮膚病の患部に対して，直接灸（有痕灸）をしてはならない[1-3]．

3. 上記部位の近傍に施術する場合も，特段の注意を払うべきである．

参考文献

［1］WHO. Guidelines on basic training and safety in acupuncture. 1999. p20, p24-6.
［2］北村清一郎，熊本賢三．鍼灸師・柔道整復師のための局所解剖カラーアトラス．改訂第2版．東京．南江堂．2012.
［3］白石尚基，上原明仁．臨床経穴局所解剖学カラーアトラス 五面展開図での解説．初版．東京．文光堂．2010.

注意すべき部位

　臓器や重要組織を損傷する危険性がある，または美容を損ねる恐れがある部位への施術には，特段の注意を払わなければならない．施術にあたっては解剖学を熟知し，かつ患者の体型を考慮して，刺激条件（刺鍼角度，刺鍼深度，等）を決定するべきである[1-4]．

1. 顔面部　　眼球の損傷に注意する．
　　　　　　熱傷や内出血により美容を損なわないよう注意する．
2. 前頸部　　総頸動脈，内頸動脈，迷走神経，気管の損傷に注意する．
3. 鎖骨上窩　鎖骨下動脈，肺の損傷に注意する．
4. 後頸部　　延髄，脊髄，大後頭神経，椎骨動脈の損傷に注意する．
5. 上　肢　　正中神経，尺骨神経，橈骨神経，橈骨動脈の損傷に注意する．
6. 胸郭周囲　肺や心臓などの胸腔内臓器の損傷に注意する．
　　　　　　胸骨裂孔の存在に注意する．
7. 脊柱周囲　脊髄や神経の損傷に注意する．
8. 上腹部　　肝臓や胃などの腹腔内臓器の損傷に注意する．
9. 下腹部　　大腸や膀胱などの骨盤内臓器の損傷に注意する．
10. 腰　部　　腹腔内臓器や後腹膜臓器（腎臓，尿管，等）の損傷に注意する．
11. 鼠径部　　大腿動脈，大腿神経の損傷に注意する．
12. 下　肢　　坐骨神経，腓骨神経，脛骨神経，膝窩動脈，後脛骨動脈，足背動脈の損傷に注意する．
13. 人工物（人工関節，人工血管，ペースメーカーなど）を埋め込んでいる部位への直接的な刺鍼は避けるべきである．また，その周囲への施術は慎重に行うべきである[5]．

参考文献

[1] 北村清一郎，熊本賢三．鍼灸師・柔道整復師のための局所解剖カラーアトラス．改訂第2版．東京．南江堂．2012．
[2] 白石尚基，上原明仁．臨床経穴局所解剖学カラーアトラス 五面展開図での解説．初版．東京．文光堂．2010．
[3] 古瀬暢達，山下仁，増山祥子，他．鍼灸安全性関連文献レビュー2007〜2011年．全日鍼灸会誌．2013；63（2）：100-14．
[4] 古瀬暢達，上原明仁，菅原正秋，他．鍼灸安全性関連文献レビュー2012〜2015年．全日鍼灸会誌．2017；67（1）：29-47．
[5] 村田実，大野博史，小津敏，他．TKA感染 鍼治療によりインプラント感染をきたしたと思われる人工膝関節置換術後患者2例．日人工関節会誌．2013；43：329-30．

出張施術 　―施術所以外での施術・屋外施術・スポーツ大会・災害現場での施術―

　　施術所以外での施術いわゆる出張施術においては，場所によって施術環境が大きく変わることから，衛生面や事故防止に特段の注意を払わなければならない．そのためには十分な準備と安全対策が求められる．

1.　専ら出張で施術を行う場合は，その都道府県知事に届け出を行わなければならない[1]．

2.　安全や衛生が確保されていない場所で施術は行うべきではない[2]．

3.　出張施術においても，標準予防策を実践することが推奨される．施術所以外，なかでも屋外で施術を行う場合には衛生管理に特段の注意を払わなければならない[2]．

4.　予測困難な事故が発生する可能性があるため，施術所内で行う以上に注意を払う必要がある[2]．

5.　医療事故の発生に備え，責任賠償保険に加入するべきである[3]．

6.　スポーツ大会や災害現場などで施術を行う場合は，事前に主催者あるいは現場責任者の許可を得るべきである．許可の申請に当たっては，施術環境を確認するとともに関係者と十分に打ち合わせを行って施術計画書を作成し，これを提出することが推奨される[2]．

7.　スポーツ大会や災害現場などで施術を行う場合も，禁忌と適応を適切に判断し，必要に応じて救護班など他の医療関係者と連携をとることが望ましい[2]．

参考文献

[1]　あん摩マツサージ指圧師，はり師，きゆう師等に関する法律．第九条の三．
[2]　福林徹（監），（公社）東洋療法学校協会スポーツ東洋療法研究委員会（編）．鍼灸マッサージ師のためのスポーツ東洋療法．東京．医道の日本．2018．p46-9．
[3]　藤原義文．鍼灸マッサージに於ける医療過誤 現場からの報告．第1版．山王商事．2004．

III 感染防止対策

感染対策の基本

　本邦の医療機関の感染対策は，米国疾病管理予防センター（Centers for Disease Control and Prevention；CDC）のガイドラインに準拠し，標準予防策と感染経路別予防策の2つの予防策が軸となっている．鍼灸臨床においてもこれに準じた感染対策を遂行することが推奨される．

　感染が成立するためには，①感染源（細菌，ウイルスなど），②感染経路（飛沫感染，空気感染，接触感染など），③感受性宿主（高齢者，易感染性患者など）の存在が必要である．これらを「感染が成立するための3要素」という．そして，この3要素が繋がることを「感染の連鎖」と呼び，連鎖が続くことにより感染は拡大する．よって，感染対策では「感染の連鎖」をどの要素間で如何にして遮断するかということが重要となる[1,2]．

　医療現場においてこの「感染の連鎖」を遮断するための基本となるのが，標準予防策と感染経路別予防策であり，CDCの「病院感染における隔離予防策のためのガイドライン」で詳細が述べられている[1,2]．

　標準予防策とは，生体由来の汗を除くすべての湿性物質（血液，分泌物，排泄物，傷のある皮膚，粘膜）は，感染性を有する物質であると考えて患者のケアを行うという概念であり，感染対策における最も基本的なものである[1,2]．

　感染経路別予防策とは，特異的な感染経路を示す感染症に対して，標準予防策に追加して行われるもので，飛沫感染予防策，空気感染予防策，接触感染予防策の3つから成る[1,2]．

参考文献

[1] Siegel JD, Rhinehart E, Jackson M, Chiarello L；the Healthcare Infection Control Practices Advisory Committee. 2007 Guideline for Isolation Precautions：Preventing Transmission of Infectious Agents in Health Care Settings. Am J Infect Control. 2007；35（10 Suppl 2）：S15-20.（CDC guideline）
[2] 満田年宏 訳・著．隔離予防策のためのCDCガイドライン：医療環境における感染性病原体の伝播予防 2007．東京．ヴァンメディカル．2007．p20-5．

施術所の衛生管理

1. 施術所の管理責任者は，施術所の衛生管理に努めなければならない[1-3].

2. 施術ベッドや施術ワゴンなど施術所の環境表面は，定期的に適切な消毒薬を用いて清拭し，常に清潔な状態を保持しなければならない．ただし，血液による汚染がみられる場合は直ちに適切な消毒薬を用いて清拭を行うことが推奨される[3-5].

3. 消毒薬の噴霧による環境表面の消毒は推奨されない[4,5].

4. 施術所のカーテンやブラインドは，目に見える汚れがある場合にクリーニングすることが推奨される[4,5].

5. 施術所の床には清掃しやすい材質のものを使用し，定期的にクリーニングすることが推奨される．ただし，血液による汚染がみられる場合は直ちに適切な消毒薬を用いて清拭を行うことが推奨される[4,5].

参考文献

[1] あん摩マッサージ指圧師，はり師，きゅう師等に関する法律．第九条の五 2.

[2] あん摩マッサージ指圧師，はり師，きゅう師等に関する法律施行規則．第二十五条の四.

[3] あん摩マッサージ指圧師，はり師，きゅう師等に関する法律施行規則．第二十六条.

[4] Rutala WA, Weber DJ, and the Healthcare Infection Control Practices Advisory Committee (HICPAC). Guideline for Disinfection and Sterilization in Healthcare Facilities. 2008. p85-8. (CDC guideline)

[5] 満田年宏 訳・著．医療施設における消毒と滅菌のためのCDCガイドライン 2008．東京．ヴァンメディカル．2009．p132-4.

標準予防策 ─手指衛生─

1. 施術に際しては，手指衛生を行わなければならない[1]．

2. 施術者は，施術時には指輪やその他の装飾品を手指から外すことが推奨される[2-5]．

3. 適切な手指衛生を遂行するために，施術室内には施術者専用の手洗い場（水道）を設置し，その側に石けんを備え付けることが推奨される．また，施術ワゴンの上には，速乾性擦式アルコール製剤を備え付けることが推奨される[2-5]．

4. 施術者の手指が目で見て汚れている場合，アルコールでは十分な効果が得られない微生物に接触した，もしくは接触した可能性がある場合，あるいはトイレを使用した後では，流水と石けんでの手洗いが推奨される[2-5]．

5. 手洗い後の手指の乾燥にはペーパータオルなどの単回使用のタオルを使用することが推奨される[2-5]．

6. 施術者の手指が目で見て汚れていない場合は，速乾性擦式アルコール製剤で擦式消毒することが推奨される[2-5]．視覚の問題などで，手指の汚れを判別できない時は，流水と石けんによる手洗いを行うことが推奨される．

7. 上記の手指衛生を実施するタイミングは，WHOが推奨している「手指衛生を行う5つのタイミング」を参考とし，以下の場面で実施することが推奨される[4,5]．

    ①患者に触れる前

    ②刺鍼など無菌操作の前

    ③手指が体液に曝露された後（曝露された可能性がある場合も含む）

    ④患者に触れた後

    ⑤患者周辺の物品（ベッド，シーツ，バスタオルなど）に触れた後

8. 手荒れ防止の観点から，手洗いの直後，頻繁に速乾性擦式アルコール製剤を使用することは推奨されない[2,3,6,7]．

9. 施術者は，常日頃から手荒れ予防に取り組むことが推奨される[4,5]．

参考文献

［1］ あん摩マツサージ指圧師，はり師，きゆう師等に関する法律．第六条，第九条の五．

［2］ WHO. WHO Guidelines on Hand Hygiene in Health Care：First Global Patient Safety Challenge Clean Care is Safer Care. 2009. p152-3.

［3］ WHO. 市川高夫 訳．WHO医療における手指衛生ガイドライン：要約．2009. p12-6.

［4］ Boyce JM, Pittet D, and the Healthcare Infection Control Practices Advisory Committee；HICPAC/SHEA/APIC/IDSA Hand Hygiene Task Force. Guideline for Hand Hygiene in Health-Care Settings. Recommendations of the Healthcare Infection Control Practices Advisory Committee and the HICPAC/SHEA/APIC/IDSA Hand Hygiene Task Force. Society for Healthcare Epidemiology of America/Association for Professionals in Infection

Control/Infectious Diseases Society of America. MMWR Recomm Rep. 2002；51（RR-16）：29-30，32-3.（CDC guideline）

［5］ 満田年宏 監訳. 医療現場における手指衛生のためのCDCガイドライン. 東京. 国際医学出版. 2003. p44-5，48-52.

［6］ Siegel JD, Rhinehart E, Jackson M, Chiarello L；the Healthcare Infection Control Practices Advisory Committee. 2007 Guideline for Isolation Precautions：Preventing Transmission of Infectious Agents in Health Care Settings. Am J Infect Control. 2007；35（10 Suppl 2）：S77-78.（CDC guideline）

［7］ 満田年宏 訳・著. 隔離予防策のためのCDCガイドライン：医療環境における感染性病原体の伝播予防 2007. 東京. ヴァンメディカル. 2007. p89-90.

標準予防策　―個人防護具―

1. 施術者は，刺鍼部位への病原体の侵入，また血液・体液曝露による感染予防のために，手指衛生を適切に行うことに加え，刺鍼時および抜鍼時に施術者の手指が鍼体に触れぬよう配慮することが望ましい[1,2]．

   しかし，細い鍼や長い鍼を用いる場合など，やむを得ず鍼体に触れる際には医療用手袋または指サックなどの個人防護具を使用することが推奨される[3]．

2. 特に施術者の手指に傷がある場合には，医療用手袋または指サックなどの個人防護具を必ず使用するべきである[3]．

3. 施術者は，これらの個人防護具を施術の都度，一処置毎に交換しなければならない[1,2,4]．

4. 刺絡療法においては，必要に応じてエプロンまたはガウン，サージカルマスク，ゴーグル等を使用することが推奨される[1,2]．

参考文献

[1] Siegel JD, Rhinehart E, Jackson M, Chiarello L；the Healthcare Infection Control Practices Advisory Committee. 2007 Guideline for Isolation Precautions：Preventing Transmission of Infectious Agents in Health Care Settings. Am J Infect Control. 2007；35 (10 Suppl 2)：S77-.(CDC guideline)

[2] 満田年宏 訳・著．隔離予防策のためのCDCガイドライン：医療環境における感染性病原体の伝播予防 2007．東京．ヴァンメディカル．2007．p89-92．

[3] WHO. Guidelines on basic training and safety in acupuncture. 1999. p18-9.

[4] 国公立大学附属病院感染対策協議会 編．病院感染対策ガイドライン．2018年版．東京．じほう．2018．p11-20．

標準予防策 —呼吸器衛生・咳エチケット—

　咳エチケットとは，呼吸器感染の症状（咳やくしゃみ，鼻水など）を呈している者が，飛沫感染の経路を遮断するための対策を行うことである．具体的には，サージカルマスクを装着することや呼吸器分泌物が付着したティッシュペーパーはすぐゴミ箱に捨てることなどが挙げられる．

1. 施術者が呼吸器感染の症状を呈している場合は，施術を避けることが推奨されるが，やむを得ず施術を行う場合は，サージカルマスクを装着するべきである．また，呼吸器分泌物に触れた場合は，手指衛生を行わなければならない[1-3]．

2. 患者が呼吸器感染の症状を呈している場合は，患者にサージカルマスクを装着してもらうことが推奨される[1-3]．

参考文献

[1] Siegel JD, Rhinehart E, Jackson M, Chiarello L；the Healthcare Infection Control Practices Advisory Committee. 2007 Guideline for Isolation Precautions：Preventing Transmission of Infectious Agents in Health Care Settings. Am J Infect Control. 2007；35（10 Suppl 2）：S80-1.（CDC guideline）

[2] 満田年宏 訳・著．隔離予防策のためのCDCガイドライン：医療環境における感染性病原体の伝播予防 2007．東京．ヴァンメディカル．2007．p92.

[3] 国公立大学附属病院感染対策協議会 編．病院感染対策ガイドライン．2018年版．東京．じほう．2018．p11-20.

標準予防策　―施術ベッドとその周辺環境の衛生管理―

1. 施術ベッドの環境表面を消毒する際は，中水準消毒薬（アルコール系消毒剤，次亜塩素酸ナトリウムなど）または低水準消毒薬を用いた清拭が推奨される．消毒薬の噴霧による環境表面の消毒は推奨されない[1,2]．

2. 施術に用いるリネン類は清潔なものを用いなければならない．もし，血液や体液が付着した場合は，80℃の熱水による10分の洗濯，もしくは塩素系漂白剤（次亜塩素酸ナトリウム）を適切に使用して洗濯することが推奨される[3]．

3. 施術を行うベッド周囲は，汚染や埃がないように清掃しなければならない．ドアノブや手すりなど手が良く触れる部は，その他の部よりも頻繁にかつ入念に清掃することが推奨される[3,4]．

参考文献

［1］ Rutala WA, Weber DJ, and the Healthcare Infection Control Practices Advisory Committee（HICPAC）. Guideline for Disinfection and Sterilization in Healthcare Facilities. 2008. p11-3, 87-8.（CDC guideline）

［2］ 満田年宏 訳・著．医療施設における消毒と滅菌のためのCDCガイドライン 2008．東京．ヴァンメディカル．2009．p22-6，134．

［3］ 国公立大学附属病院感染対策協議会 編．病院感染対策ガイドライン．2018年版．東京．じほう．2018．p11-20，232-45．

［4］ Siegel JD, Rhinehart E, Jackson M, Chiarello L；the Healthcare Infection Control Practices Advisory Committee. 2007 Guideline for Isolation Precautions：Preventing Transmission of Infectious Agents in Health Care Settings. Am J Infect Control. 2007；35（10 Suppl 2）：S65-164.（CDC guideline）

［5］ 満田年宏 訳・著．隔離予防策のためのCDCガイドライン：医療環境における感染性病原体の伝播予防 2007．東京．ヴァンメディカル．2007．p92．

標準予防策 ―廃棄物処理―

1. 鍼および患者の血液・体液が付着した可能性のある綿花や鍼管等を廃棄する場合は，感染性廃棄物として処理しなければならない[1].

2. 感染性廃棄物は密閉でき，収納しやすく，損傷しにくい感染性廃棄物専用容器に収納すべきである．とくに，使用済みの鍼は，鍼刺し事故を防ぐために，耐貫通性の堅牢な専用容器に廃棄すべきである[1].

3. 容器の内容物が感染性廃棄物であることが識別できるようバイオハザードマークを表示した容器を使用し，収集運搬時には密閉して，法令に従い専門業者に処理を依頼しなければならない[1].

参考文献

[1] 環境省環境再生・資源循環局．廃棄物処理法に基づく感染性廃棄物処理マニュアル．2018．p1-10，16-8.

標準予防策 ―汚物処理―

1. 嘔吐物・排泄物などの汚物を処理する際には，使い捨て手袋やサージカルマスク，ビニールエプロン等を着用し，汚染場所及びその周囲を，次亜塩素酸ナトリウムで清拭し，消毒することが推奨される．処理の際は，窓を開けるなどの十分な換気を行うことが推奨される[1, 2]．

2. 汚物の処理を行った者は，処理後に十分な手洗いや手指の消毒を行うことが推奨される[1, 2]．

参考文献

［1］ 国公立大学附属病院感染対策協議会 編．病院感染対策ガイドライン．2018年版．東京．じほう．2018．p11-20．

［2］ 平成24年度 厚生労働省 老人保健事業推進費等　補助金（老人保健健康増進等事業分）．高齢者介護施設における感染対策マニュアル（平成25年3月）．

1. 鍼施術を行う場合は，施術野を消毒しなければならない[1]．

2. 施術野の消毒には，局方消毒用エタノール（76.9〜81.4％）または70％イソプロピルアルコールを使用することが推奨される[2]．これよりも低濃度のアルコール系消毒薬の使用は，消毒効果の低下につながるため，使用するべきではない[3,4]．

3. アレルギー等の問題で，アルコール系消毒薬が使用できない場合は，低水準消毒薬（クロルヘキシジングルコン酸塩，ベンザルコニウム塩化物など）を使用してもよい[5,6]．

4. 施術野を消毒する際は，消毒薬に浸したカット綿などで清拭することが推奨される．以下の場合には，新しい消毒綿に交換して清拭を行うことが推奨される[7,8]．
①清拭の途中で消毒綿が乾燥した場合
②消毒綿の汚れを目視で確認できる場合
③消毒綿が損傷のある皮膚に接触した場合

参考文献

[1] あん摩マッサージ指圧師，はり師，きゅう師等に関する法律．第六条．

[2] 吉田製薬 文献調査チーム 著，大久保憲 監，小林寛伊 指．消毒薬テキスト（Y's Text）V 各種消毒薬の特性．2 中水準消毒薬．第5版．2016.

[3] Rutala WA, Weber DJ；the Healthcare Infection Control Practices Advisory Committee（HICPAC）. Guideline for Disinfection and Sterilization in Healthcare Facilities. 2008. p39-58.（CDC guideline）

[4] 満田年宏 訳・著．医療施設における消毒と滅菌のためのCDCガイドライン 2008．東京．ヴァンメディカル．2009．p63-92．

[5] 小林寛伊 編．新版 増補版 消毒と滅菌のガイドライン．東京．へるす出版．2015．p131-44．

[6] 尾家重治．分野別の消毒法（12）生体の消毒（1）創傷部位・手術野 他．感染制御．2015；9（Supple 2）：177-86．

[7] WHO. WHO best practices for injections and related procedures toolkit. 2010. p7.

[8] Council of Colleges of Acupuncture and Oriental Medicine（CCAOM）. Clean Needle Technique Manual-Best Practices for Acupuncture Needle Safety and Related Procedures-. 7th ed. 2015. p71-4.

衛生的刺鍼 ―刺鍼テクニック―

感染防止対策の観点から，刺鍼操作は衛生的に行われなければならない．刺鍼において守るべきことは以下である．

1. 刺鍼にあたっては，手指衛生を実践しなければならない．

2. 医療用手袋あるいは指サックを装着することが推奨される．

3. より衛生的な刺鍼を実践する場合，鍼体に触れず無菌的に刺入する手技，いわゆるクリーン・ニードル・テクニック（Clean Needle Technique：CNT）を実践することが推奨される．鍼体を手指で保持する場合は，滅菌されたガーゼやカット綿を用いて鍼を支えることも推奨される[1]．

参考文献

[1] Council of Colleges of Acupuncture and Oriental Medicine (CCAOM). Clean Needle Technique Manual-Best Practices for Acupuncture Needle Safety and Related Procedures-. 7th ed. 2015. p68-100.

施術器具の洗浄・消毒・滅菌

1. 施術にあたっては，生体への刺入の有無を問わず，滅菌済みの単回使用鍼を使用することが推奨される．とくに生体への刺入を目的とする毫鍼や皮下鍼あるいは三稜鍼などは，滅菌済みの単回使用のものを使用することが推奨される[1].

2. 生体への刺入を目的とし，かつ再使用を前提とする鍼を使用する場合は，鍼を適切な方法で洗浄・滅菌しなければならない[2].

3. 鍉鍼や接触鍼あるいは摩擦鍼といった生体への刺入を目的とせず，かつ再使用を前提とした鍼を使用する場合は，鍼を適切な方法で洗浄・消毒しなければならない[3,4].

4. 鍼管や鍼皿など鍼に直接接触する器具は，滅菌済みの使い捨て（ディスポーザブル）のものを使用することが推奨される[1].

5. 鍼管を再使用する場合は，適切な方法で洗浄・滅菌しなければならない．鍼皿の場合は，洗浄し消毒することが推奨される[3,4].

参考文献
[1] 鍼灸における AIDS 感染等の防止について．医事第一九号．
[2] あん摩マッサージ指圧師，はり師，きゅう師等に関する法律．第六条．
[3] Rutala WA, Weber DJ, and the Healthcare Infection Control Practices Advisory Committee (HICPAC). Guideline for Disinfection and Sterilization in Healthcare Facilities. 2008. p11-3.(CDC guideline)
[4] 満田年宏 訳・著．医療施設における消毒と滅菌のための CDC ガイドライン 2008．東京．ヴァンメディカル．2009．p22-6.

職業感染防止対策　―鍼刺し事故など―

1. 施術者は，患者と自身の身を感染症から守るため，あるいは感染症の媒介者とならないためにも，施術に関連した感染予防に取り組まなければならない．

2. 血液・体液曝露による感染対策のために，医療用手袋や指サックの使用，飛沫感染対策のために，サージカルマスクの使用など，適切な個人防護具の活用が推奨される．抜鍼時にはさらに，消毒綿や滅菌済みカット綿などを用いて血液・体液との直接的な接触を避けることが推奨される[1-3]．

3. 鍼刺し事故を防ぐために，使用済みの鍼は，抜去後，直ちに耐貫通性のある堅牢な専用容器に廃棄することが推奨される[3,4]．

4. B型肝炎ウイルスは血液を媒介して感染する病原体としては最も感染力が強いため，施術者は，B型肝炎のワクチン接種を受けることが推奨される[5]．なお，ワクチン未接種者およびワクチン不応者が鍼刺し事故などで血液・体液に曝露した場合は適切な曝露後対策を講じることが推奨される[3]．

5. 麻疹，風疹，流行性耳下腺炎，水痘に関しては，感受性者が感染する可能性が高い疾患であるため，施術者はそれらの病原体に対する抗体の有無および抗体価を確認しておくこと，また，必要に応じてワクチン接種を受けることが推奨される[5]．

参考文献

[1] Siegel JD, Rhinehart E, Jackson M, Chiarello L ; the Healthcare Infection Control Practices Advisory Committee. 2007 Guideline for Isolation Precautions : Preventing Transmission of Infectious Agents in Health Care Settings. Am J Infect Control. 2007 ; 35 (10 Suppl 2) : S15-20.(CDC guideline)

[2] 満田年宏 訳・著．隔離予防策のためのCDCガイドライン：医療環境における感染性病原体の伝播予防 2007．東京．ヴァンメディカル．2007．p20-5.

[3] 国公立大学附属病院感染対策協議会 編．病院感染対策ガイドライン．2018年版．東京．じほう．2018．p11-20.

[4] 環境省環境再生・資源循環局．廃棄物処理法に基づく感染性廃棄物処理マニュアル．2018．p16-8.

[5] 日本環境感染学会ワクチンに関するガイドライン改訂委員会 編．医療関係者のためのワクチンガイドライン．第2版．日環境感染会誌．2014；29 Supplement Ⅲ：S1-S14.

有害事象防止対策

　鍼灸には，毫鍼，低周波鍼通電（電気鍼），灸頭鍼，刺絡，鍉鍼，小児鍼，皮下鍼（皮内鍼・円皮鍼），耳鍼，直接灸（有痕灸），間接灸（無痕灸）など複数の療法が含まれるが，本項目では，主として鍼では毫鍼の，灸では直接灸の安全対策について述べる．なお，低周波鍼通電以下の安全対策については，関連療法の安全対策の項で述べる．

感染症

1. 施術にあたっては標準予防策を遵守し，感染症発生の防止に努めなければならない[1]．
2. 易感染性患者（糖尿病患者，ステロイド長期服用者など）への施術後に感染症を発症した例が報告されている．病態が安定しない場合は，施術の適否について医師の判断を仰ぐべきである[2,3]．
3. 施術後の化膿性関節炎が報告されている．感染予防の観点から，関節腔内へ刺鍼は行うべきではない[2,4]．
4. 感染予防の観点から，人工物（人工関節，人工血管，ペースメーカーなど）を埋め込んでいる部位への直接的な刺鍼は避けるべきである．また，その周囲への施術は慎重に行うべきである[5]．

参考文献

[1] Garner JS. Guideline for isolation precautions in hospitals. Part I. Evolution of isolation practices, Hospital Infection Control Practices Advisory Committee. Am J Infect Control. 1996；24（1）：24-31.
[2] 古瀬暢達，山下仁，増山祥子，他．鍼灸安全性関連文献レビュー2007～2011年．全日鍼灸会誌．2013；63（2）：100-14.
[3] 古瀬暢達，上原明仁，菅原正秋，他．鍼灸安全性関連文献レビュー2012～2015年．全日鍼灸会誌2017；67（1）：29-47.
[4] 筒井求，甲山篤，井上喜久男，他．鍼治療が誘因と思われたメチシリン耐性黄色ブドウ球菌（MRSA）による化膿性肩関節炎の1例．整形外科．2003；54（4）：407-10.
[5] 大野博史，小津敏，他．TKA感染　鍼治療によりインプラント感染をきたしたと思われる人工膝関節置換術後患者2例．日人工関節会誌．2013；43：329-30.

臓器および神経損傷

　局所解剖および安全深度を十分理解し，不必要な深刺や粗雑な手技を避けなければならない．刺鍼においては，押手圧により安全深度が短縮するため，注意が必要である[1-8]．

1. 鍼が深部に進入する可能性があるため，置鍼中の鍼の上にタオルや毛布等をかけてはならない[5]．

2. 気胸予防の観点から，肩背部および胸部への刺鍼は慎重に行わなければならない[1-5]．

3. 心臓損傷（心タンポナーデなど）予防の観点から，前胸部への深刺および膻中穴部の胸骨裂孔の存在に注意しなければならない[1-3,6]．

4. 椎骨動脈，鎖骨下動脈，下腹壁動脈，膝窩動脈などにおいて，施術後に血管損傷（出血・血腫・動脈瘤など）が発症したとの報告がある．大血管が存在する部位への深刺および粗雑な手技は，血管損傷を引き起こす可能性があるので避けるべきである[1-3,6,7]．

5. 血友病などの出血傾向のある患者の施術においては，健常者よりも出血（内出血，血腫）や感染のリスクが高いため，衛生操作を徹底するとともに，深刺や粗雑な手技を避けるべきである[1-3,6]．

6. 解剖学的に比較的太い神経が走行する部位への深刺および粗雑な手技は避けるべきである[1-3,7]．

7. 特に後頸部への深刺や粗雑な手技は，鍼が後頭骨と頸椎間，頸椎椎弓間，頸部椎間孔などに進入し，中枢神経（脳・脊髄）を損傷するリスクがあるため，注意しなければならない[1-3,7]．

参考文献

[1] 藤原義文．鍼灸マッサージに於ける医療過誤 現場からの報告．第1版．山王商事．2004．

[2] 古瀬暢達，山下仁，増山祥子，他．鍼灸安全性関連文献レビュー2007〜2011年．全日鍼灸会誌．2013；63（2）：100-14．

[3] 古瀬暢達，上原明仁，菅原正秋，他．鍼灸安全性関連文献レビュー2012〜2015年．全日鍼灸会誌．2017；67（1）：29-47．

[4] 古瀬暢達，山下仁．鍼治療の安全性向上に関する文献的検討 気胸．医道の日本．2014；73（9）：118-25．

[5] 中本和夫．鍼治療により発生した気胸．全日鍼灸会誌．1994；44（3）：233-7．

[6] 古瀬暢達，山下仁．鍼治療の安全性向上に関する文献的検討 気胸を除く臓器損傷・異物．医道の日本．2015；74（4）：120-9．

[7] 古瀬暢達，山下仁．鍼治療により生じた神経傷害例の文献レビュー．医道の日本．2013；72（6）：138-46．

[8] 古瀬暢達，田中賢，竹内将文，他．鍼実技指導における教育効果の検討 刺鍼深度と刺鍼部上下圧を指標として．理療教研．2015；37（1）：11-8．

皮膚疾患

　　鍼治療に体質的な要因（基礎疾患や金属アレルギーなど）が加わり，皮膚疾患（結節，紅斑，接触性皮膚炎など）を発症した症例が報告されている．

1. 　施術にあたっては，皮膚疾患の既往およびアルコールや金属等に対するアレルギーの有無を聴取しておくことが望ましい[1-3]．

2. 　皮膚疾患や金属等アレルギーの既往があり，施術が皮膚疾患の発症もしくは増悪の誘因になる恐れがある場合は，施術の適否について医師の判断を仰ぐべきである[1-3]．

3. 　施術中または施術後，刺鍼部に一致した皮膚病変を確認したときは，施術を中止して患者に医療機関への受診を勧めるべきである[1-3]．

4. 　皮膚病変局所への刺鍼あるいは同部位への長期に渡る繰り返しの刺鍼は，有害事象を誘発する恐れがあるため注意が必要である[4,5]．

参考文献

［1］ 山下仁，宮本俊和，楳田高士，他．鍼灸の安全性に関する和文献（9）皮膚科領域における鍼の有害事象．全日鍼灸会誌．2001；51（2）：201-6.

［2］ 古瀬暢達，山下仁，増山祥子，他．鍼灸安全性関連文献レビュー2007〜2011年．全日鍼灸会誌．2013；63（2）：100-14.

［3］ 古瀬暢達，上原明仁，菅原正秋，他．鍼灸安全性関連文献レビュー2012〜2015年．全日鍼灸会誌．2017；67（1）：29-47.

［4］ 棟千鶴美，嵯峨賢次，神保孝一．巨大腫瘤を呈した悪性黒色腫の2例．皮膚臨床．1998；40（4）：673-5.

［5］ 野々垣香織，吉池高志，竹下芳裕．鍼痕に生じた有棘細胞癌．Skin Cancer. 2016；31（3）：285-9.

折鍼・伏鍼・異物

折鍼とは意図せず鍼体が破断することであり，伏鍼とは折鍼により体内に残存した鍼体のことである．異物とは体内に存在する「正常な細胞」ではないものの総称であり，伏鍼および伏鍼を核とした結石，さらには埋没鍼も含む．

1. 体内に残存した鍼は慢性痛の原因となったり，体内で移動し内臓や神経あるいは血管を損傷する恐れがあるため，折鍼による伏鍼に注意しなければならない[1-4]．

2. 故意に鍼を体内に埋没させる埋没鍼療法はしてはならない[1-6]．

3. 折鍼を防止するため，単回使用毫鍼の使用が推奨される．再使用を目的とした毫鍼を使用する場合は，鍼体と鍼柄およびその接合部に不良がないか使用前に確認することが推奨される[1-3]．

4. 完全に埋没するなどして抜鍼が困難であれば，患者にその旨を伝えるとともに，伏鍼摘出の適否を相談するために医療機関への受診を勧めるべきである[1-4]．

5. 伏鍼は慢性痛などの原因ともなることから，施術にあたっては，一般的な鍼療法とともに，特に高齢者においては埋没鍼療法の既往を聴取しておくことが望まれる[1-3]．

参考文献

[1] 藤原義文．鍼灸マッサージに於ける医療過誤 現場からの報告．山王商事．2004．
[2] 古瀬暢達，山下仁，増山祥子，他．鍼灸安全性関連文献レビュー2007〜2011年．全日鍼灸会誌．2013；63（2）：100-14．
[3] 古瀬暢達，上原明仁，菅原正秋，他．鍼灸安全性関連文献レビュー2012〜2015年．全日鍼灸会誌．2017；67（1）：29-47．
[4] 上村浩一，山内教宏，能見登志恵，他．折針の移動に関する実験的研究．全日鍼灸会誌．1985；35（3-4）：226-32．
[5] 日本鍼灸師会．瀉血・鍼灸科・折鍼療法についての要望書．医道の日本．1976；35（9）；55-7．
[6] 埋没鍼法による神経損傷事件．別冊ジュリスト．1996；140：218-9．

副作用（有害反応）

総論

1. 金属を体に接触もしくは体内に進入するという鍼施術の性質上，副作用（微小出血，気分不良，刺鍼に伴う痛み，症状悪化，抜鍼困難など）を完全に防ぐことは困難である．ゆえに，施術者は，無用なトラブルを避けるためにも，患者に対し施術に伴う副作用について適切かつ十分な説明を行うよう努めなければならない[1-5]．

2. 施術は，患者がそのリスクについて十分に理解し，納得した上で行われるべきである．特に，顔面部への刺鍼では，美容上のトラブルが発生しやすいため，丁寧な説明が望まれる[1-5]．

各論

（1）出血

1. 出血を防止するため，不必要に太い鍼の使用や粗雑な手技は控えるとともに，抜鍼後は刺鍼部の圧迫を十分に行うべきである．

2. 血液を介した患者から施術者への感染を防止するため，施術者は綿花等を用いて鍼体を把持するなど，鍼体および刺鍼部位への直接接触を避けるべきである．

（2）気分不良・自律神経症状

1. 過剰な刺激は，吐気，嘔吐，眩暈，脳貧血（失神）などの気分不良・自律神経症状を誘発する恐れがある．患者の刺激に対する感受性を確認し，過剰な刺激にならないように，適宜，刺激量を調節することが望ましい．

2. 脳貧血（失神）は，施術を初めて受ける場合，神経質あるいは鍼に恐怖心をもつなど精神的不安や緊張が強い場合，睡眠不足などで体調が不良の場合，高齢者などの虚弱者の場合に発生しやすいので，特に注意が必要である．このような場合には，軽い刺激からはじめることが望ましい．

3. 座位での刺鍼は（特に高齢者において）脳貧血（失神）を起こしやすいので注意が必要である．また，転倒による外傷の危険性もあるため，座位での施術は極力避けるか，事前に転倒防止策を講じておくことが望ましい．

（3）抜鍼困難（渋鍼）

1. 抜鍼困難（渋鍼）の危険性があるため，必要以上に深刺すべきではない．

2. 抜鍼困難（渋鍼）を避けるため，運動鍼療法など特別な施術を除き，事前に患者に対し施術中（特に置鍼中）は体動を控えるよう指導しておくべきである．

3. 強引な抜鍼は，折鍼や組織損傷の恐れがあるため避けるべきである．折鍼の危険性がある場合には，患者に状況を説明し，病院への受診（医師の診察）を勧める．受診の際は，当該の施術者が付き添い，医師へ状況を説明することが望まれる．

参考文献

［1］ Furuse N, Shinbara H, Uehara A, et al. A Multicenter Prospective Survey of Adverse Events Associated with Acupuncture and Moxibustion in Japan. Med Acupunct. 2017；29（3）：155-62.

［2］ 山下仁．現代臨床鍼灸学概論 6．鍼灸の副作用と情報伝達．理療．2011；41（2）：11-6.

［3］ 医療法第一条の四 2.

［4］ 新原寿志，東郷俊宏，津谷喜一郎．事故情報データバンクシステムを用いた鍼灸関連有害事象の調査．全日鍼灸会抄録集第64回．2015；248.

［5］ 尾崎朋文．顔面の主要経穴の安全性とリスク対策．医道の日本．2006；臨増11：80-4.

鍼の抜き忘れ

　　鍼の抜き忘れは，臓器損傷，抜鍼困難（渋鍼），折鍼，鍼刺し事故などの誘因となる．

1. 鍼の抜き忘れの予防策として，体位変換前および施術終了前に，使用した鍼の本数を確認するべきである．本数の確認には，複数の施術者によるダブルチェックあるいは施術者単独によるクロスチェックの実施が推奨される[1]．

参考文献

［1］　江川雅人，石崎直人．より安全な鍼灸臨床のためのアイデア　鍼の抜き忘れ防止の工夫．全日鍼灸会誌．2007；57（1）：3-6．

施灸による有害事象

施灸による有害事象には熱傷・灸痕の化膿・灸痕の癌化などがある．

1. 施灸部の衛生管理に努めなければならない[1-3]．

2. 施術により化膿，潰瘍，症状増悪などが生じるリスクがあるため，炎症部位，感染部位，創傷部位，循環障害のある部位への施灸は避けるべきである[1-3]．

3. 患者からの痛みや熱感などのフィードバックが難しいため，感覚（痛覚，温度覚，等）障害のある局所への施術には，注意が必要である．感覚障害をきたす可能性のある疾患（糖尿病，等）の既往歴を十分聴取するとともに，病態が安定しない場合は，施術の適否について医師の判断を仰ぐべきである[1-3]．

4. 易感染性患者（糖尿病患者，ステロイド長期服用者，等）は，健常者よりも灸痕の化膿や潰瘍等が生じるリスクが高いため，過剰刺激を避けるとともに，病態が安定しない場合は，施術の適否について医師の判断を仰ぐべきである[1-3]．

5. 施灸時には，施術者は不測の事態に対応できるように，患者の側から離れるべきでない[1]．

6. 意図しない熱傷が発生した場合において，熱傷が軽度（1度熱傷）の場合は速やかに流水で患部を冷却する．熱傷が中等度（2度熱傷）以上で感染のリスクがある場合は，専門医への受診を勧めるべきである[1-3]．

7. 同一部位への長期にわたる過剰な刺激量の施灸は，有害事象発症の誘因となる可能性があるので注意すべきである[2-5]．

参考文献

[1] Council of Colleges of Acupuncture and Oriental Medicine（CCAOM）. Clean Needle Technique Manual-Best Practices for Acupuncture Needle Safety and Related Procedures-. 7th ed. 2015. p24-30.

[2] 古瀬暢達，山下仁，増山祥子，他．鍼灸安全性関連文献レビュー2007～2011年．全日鍼灸会誌．2013；63（2）：100-14.

[3] 古瀬暢達，上原明仁，菅原正秋，他．鍼灸安全性関連文献レビュー2012～2015年．全日鍼灸会誌．2017；67（1）：29-47.

[4] 小松俊郎，高橋和宏．お灸の瘢痕部に生じた有棘細胞癌の1例．日皮会誌．2007；117（5）：827.

[5] 亀井千裕，蔵持大介，北原正樹，他．灸痕を発生母地とした皮膚有棘細胞癌の1例．日形成会誌．2014；34（6）：461-6.

関連療法の安全対策

　鍼灸に関連した療法（関連療法）の安全対策は，各論にある有害事象防止策を前提とする．いずれの関連療法についても，施術前にその期待される治療効果とリスクについて患者に十分な説明を行い，同意を得てから実施するべきである．

低周波鍼通電療法

　低周波鍼通電療法（鍼通電）は，生体に刺入した毫鍼を介して，生体に低周波の電気刺激を与える療法である．鍼通電を行うにあたっては，事前に禁忌となる事項があるか否かを文書もしくは口頭で確認しなければならない．また，その結果を施術録に記録しておくべきである．

（1）使用する鍼具
1. 鍼通電に使用する鍼は，折鍼の原因となる電気分解による腐蝕（電解腐蝕）や筋収縮などの外力に耐えうるものでなければならない．
2. 折鍼等の有害事象防止の観点から，滅菌済みのステンレス製単回使用毫鍼の使用が強く推奨される[1,2]．
3. 銀鍼は電解腐食が生じやすいので使用すべきではない．
4. 電解腐食等による折鍼防止の観点から，鍼のサイズは20号鍼（線径0.20mm）以上のものが推奨される．また，鍼体長は30mm以上のものが推奨される[1]．

（2）使用する機器
1. 鍼通電に使用する機器（通電装置）は，鍼電極低周波治療器として認証された医療機器を使用しなければならない[1,2]．
2. 通電装置および通電コードの使用にあたっては，施術者が事前に点検を行うべきである．また，定期的な保守点検を受けることが望ましい．
3. 直流パルス電流は，鍼の電解腐食を生じやすいので使用するべきではない[2,3]．
4. 通電装置の出力に影響を及ぼすため，通電装置と超短波治療器あるいはマイクロ波治療器を近接して使用すべきではない[1]．

（3）禁忌の場合

1. オーバーセンシング等の誤作動を起こす恐れがあるため，ペースメーカーや除細動器などの植込み型の医療機器を使用している患者に鍼通電を行ってはならない[4-6]．

2. 誤作動の恐れがあるため装着型の医療機器（心電図など）と鍼通電を併用するべきではない．

3. 刺激量を判断することが困難であることから，十分に意思疎通のできない者に鍼通電を行うことは控えることが望ましい．

（4）その他の注意事項

1. 筋収縮により鍼の深度が変化する恐れがあるため，通電中は目を離さないことが望まれる[7]．

参考文献

［1］ （公社）全日本鍼灸学会 鍼電極低周波治療器検討委員会．鍼電極低周波治療器の安全確保のための基準に関する勧告．改訂．2012.06.08.

［2］ Zhang CS, Zhang GS, Xu S, et al. Examination of needle surface corrosion in electroacupuncture. Acupunct Med. 2018；36（6）：367-76.

［3］ 北出利勝，南川正純，森川和宥，他．波形の相違からみた電蝕について．日鍼灸治療会誌．1976；25（2）：34-8.

［4］ Graf D, Pruvot E. Inappropriate ICD shocks. Heart. 2007；93（12）：1532.

［5］ Lau EW, Birnie DH, Lemery R, et al. Acupuncture triggering inappropriate ICD shocks. Europace. 2005；7（1）：85-6.

［6］ Fujiwara H, Taniguchi K, Takeuchi J, et al. The influence of low frequency acupuncture on a demand pacemaker. Chest. 1980；78（1）：96-7.

［7］ Cummings M. Safety aspects of electroacupuncture. Acupunct Med. 2011；29（2）：83-5.

灸頭鍼療法

灸頭鍼療法（灸頭鍼）は，刺入した毫鍼の鍼柄に艾を装着し，これを燃焼させることにより，生体に侵害性の機械刺激と非侵害性の温熱刺激を与える療法である．鍼柄に装着する艾には，散艾を成形した艾球，艾を和紙で筒状に包んだ切艾，あるいは炭を成形した炭化艾が用いられる．艾球の落下など意図しない熱傷の危険性が高いため，施術にあたっては特段の注意が必要である．

（1）使用する鍼具・灸具

1. 灸頭鍼では，鍼体および鍼柄ともに金属製でかつ耐熱性の毫鍼を使用しなければならない．

2. 金属製鍼柄である滅菌済み単回使用毫鍼の使用が推奨される[1]．

3. 鍼のサイズは，20号鍼（線径0.20mm）以上でかつ鍼体長50mm以上のものが推奨される[1]．

4. 灸頭キャップを含め艾球や切艾あるいは炭化艾の重さは，鍼体が過度に撓まない範囲とすべきである[1]．

5. 艾球に使用する艾は，施術中に崩壊しない品質のものを使用すべきである[1]．

（2）熱傷予防

1. 灸頭鍼においては，意図しない熱傷に注意しなければならない．特に，燃焼する鍼の転倒や艾の落下，鍼体の撓みあるいは複数の灸頭鍼による輻射熱の過多に注意しなければならない．また，必要に応じてこれらの防止策を講じなければならない[1]．

2. 鍼の転倒を防止するために，施術中は身体を動かさないよう患者に指示を与えなければならない[1]．

3. 艾の燃焼中，施術者は患者から目を離してはならない[2]．

4. 熱に対する感受性は個人差があるため，艾の燃焼中は，患者に熱感の強さを確認するとともに，施術者は自身の手でその強さを確認するべきである[2]．

5. 輻射熱過多となることから，灸頭鍼と他の温熱療法，特に赤外線療法は併用すべきではない[2]．

6. 燃焼直後の鍼柄は高温であるため抜鍼には注意が必要である[3]．

参考文献

[1] 矢野忠（編集主幹），坂井友美，北小路博志，安野富美子（編集委員）．図解鍼灸療法技術ガイド 鍼灸臨床の場で必ず役立つ実践のすべてI．第1版．2012．p109-12.

[2] Council of Colleges of Acupuncture and Oriental Medicine（CCAOM）. Clean Needle Tech-

nique Manual-Best Practices for Acupuncture Needle Safety and Related Procedures-.
7th ed. 2015. p24-30.

〔3〕　新原寿志，長岡里美．灸頭鍼における艾球落下防止策の検討-デンプン糊の鍼柄塗布-．日
東医物療誌．2015；40（2）：41-7.

刺絡療法

　刺絡療法とは，三稜鍼または毫鍼等を用いて皮膚を穿刺し，少量の血液を放出させる療法である[1]．

1.　血液が付着あるいは付着する可能性のある鍼具および個人防護具は，すべて単回使用とすることが推奨される[2]．

2.　再使用を前提とした器具(三稜鍼など)を使用する場合は，適切な方法で洗浄・消毒・保管，あるいは洗浄・滅菌・保管された器具を使用しなければならない[3,4]．

3.　施術者は血液曝露対策として医療用手袋を着用しなければならない．また，必要に応じてビニールエプロンまたはガウン，サージカルマスク，ゴーグル等を使用することが推奨される[5]．

参考文献

[1]　日本刺絡学会 編．新版 刺絡鍼法マニュアル 基礎から臨床応用まで．初版．東京．六然社．2013．p6．

[2]　厚生省健康政策局医事課長通知．鍼灸における AIDS 感染等の防止について．昭和六二年三月二〇日．医事第一九号．

[3]　Rutala WA, Weber DJ, and the Healthcare Infection Control Practices Advisory Committee(HICPAC). Guideline for Disinfection and Sterilization in Healthcare Facilities. 2008. p11-3.(CDC guideline)

[4]　満田年宏 訳・著．医療施設における消毒と滅菌のための CDC ガイドライン 2008．東京．ヴァンメディカル．2009．p22-6．

[5]　Siegel JD, Rhinehart E, Jackson M, Chiarello L, and the Healthcare Infection Control Practices Advisory Committee. 2007 Guideline for Isolation Precautions：Preventing Transmission of Infectious Agents in Health Care Settings. Am J Infect Control. 2007；35(10 Suppl 2)：S65-164.(CDC guideline)

鍉鍼療法・小児鍼療法

鍉鍼療法は鍉鍼を用いて，また，小児鍼療法は接触鍼および摩擦鍼を用いて皮膚へ非侵害性の機械刺激を与える治療法である．

1. 鍉鍼療法および小児鍼療法で用いる鍼は，いずれも単回使用とすることが推奨される[1,2]．

2. 再使用を前提とした鍼を用いる場合は，適切な方法で洗浄し，消毒あるいは滅菌された鍼を使用しなければならない[1,2]．

3. なお，2. における適切な方法としては，正常な皮膚に接触した場合は洗浄と消毒（洗浄のみでも可）をすることが推奨され，傷のある皮膚（アトピー性皮膚炎の患部など）に接触した場合は洗浄と滅菌を行わなければならない．

参考文献

［1］ Rutala WA, Weber DJ, and the Healthcare Infection Control Practices Advisory Committee（HICPAC）. Guideline for Disinfection and Sterilization in Healthcare Facilities. 2008. p11-3.（CDC guideline）
［2］ 満田年宏 訳・著. 医療施設における消毒と滅菌のためのCDCガイドライン 2008. 東京. ヴァンメディカル. 2009. p22-6.

皮下鍼療法　─皮内鍼・円皮鍼─（耳鍼療法を含む）

　皮下鍼とは，皮内鍼と円皮鍼の総称であり，皮下鍼療法とは，これら鍼体長の短い鍼を用いて，皮膚さらには皮下組織に持続的な侵害性の機械刺激を与える療法である．

1. 滅菌済みの単回使用皮下鍼を用いることが推奨される．皮下鍼は再使用してはならない．また，貼付した皮下鍼は，再度貼り直ししてはならない．患者には貼り直しをしないよう指導しなければならない[1]．

2. 炎症部位，傷害部位，感染部位，開放創など，皮膚が正常ではない部位には，施術を行うべきでない[1]．

3. 施術者は，鍼刺し事故を防ぐために，患者に適切かつ安全な鍼の剝離方法および廃棄方法を指導しなければならない．患者による剝離および廃棄が困難である場合には，施術者がこれを行うべきである[1,2]．

4. 皮下鍼による有害事象として，搔痒感，疼痛，違和感などの軽症例が報告されている．施術に際しては，これらの有害事象と対処法を患者に説明し，同意を得てから行うべきである[1,3]．

5. 破損および破損による皮膚への埋没などを起こす恐れがあるので，長期間の貼付は避けるべきである[4]．

6. 皮膚内に皮下鍼あるいはその一部が完全に埋没し除去が不可能となった場合は，患者に対して，すみやかに医療機関を受診するよう勧めるべきである．施術者は，可能な限り同行し，医師に施術内容を説明するなど処置に協力することが望ましい．

7. 皮下鍼の有害事象の発生リスクは，貼付期間に伴い増加するので注意が必要である．局部に痛みや違和感等を覚えた場合は，速やかにこれを外すよう患者に指導すべきである[3]．

8. 皮下鍼は，入浴，シャワー，水泳，発汗など，多量の水に濡れると剝落しやすくなる．剝落した皮下鍼による事故を防止するため，事前に剝がすことが推奨される．

9. 運動に伴う皮下鍼の剝落およびこれに伴う事故を防止するために，貼付した皮下鍼をさらにテープで覆うなどの剝落防止策が望まれる．

参考文献

[1] Council of Colleges of Acupuncture and Oriental Medicine(CCAOM). Clean Needle Technique Manual-Best Practices for Acupuncture Needle Safety and Related Procedures-. 7th ed. 2015. p59-62.
[2] 菊池友和，山口智，小俣浩，他．入院患者の皮内鍼を誤って看護師が針刺し事故を起こした事例．全日鍼灸会抄録集第64回．2015；249.

［3］ 古屋英治，金子泰久，上原明仁，他．ボランティアを対象とした円皮鍼留置の安全性評価．全日鍼灸会誌．2011；61（3）：310.

［4］ 高田久実子，蛯子慶三，木村容子，他．使用期限切れ円皮鍼の破損に関する注意．日東洋医誌．2016；67（2）：191-4.

粒鍼療法（耳鍼療法を含む）

　粒鍼療法とは，粒鍼を兪穴等に貼付し，皮膚に持続的な非侵害性の機械刺激を与える療法である．粒鍼とは刺入を目的としない粒状の鍼であり，金粒や銀粒などの種類がある．

1. 留置する粒鍼や貼付用テープに対してアレルギーを生じる可能性があるため，施術にあたっては患者の既往歴に注意が必要である[1]．

2. 粒鍼の脱落を防止するために，粒鍼を貼付用テープにより確実に固定しなければならない．

3. 粒鍼が鼓膜の穿孔を通り内耳等に迷入した有害事象が報告されている．耳部の施術においては，患者に鼓膜穿孔の有無を確認し，穿孔がある場合は，粒鍼の貼付を控えるべきである[2-4]．

参考文献

［1］　Council of Colleges of Acupuncture and Oriental Medicine（CCAOM）. Clean Needle Technique Manual-Best Practices for Acupuncture Needle Safety and Related Procedures-. 7th ed. 2015. p63.
［2］　山内大輔，堀亨，清川裕道．耳つぼダイエット用ボールによる中耳異物症例．Otol Jpn. 2012；22（4）：491.
［3］　五十嵐一紀，松本有，他．耳つぼ金粒の耳管内迷入．Otol Jpn. 2013；23（4）：540.
［4］　王子剛，岡本英輝，他．耳鍼治療による有害事象の一症例．日東洋医誌．2015；66（別冊）：336.

あ行

アクシデントレポート

医療事故の内容を報告書としてまとめたもの．再発防止のため，事故の傾向・実態を明確にし，組織的な防止対策の必要事項や問題点を明らかにする．

アルコール系消毒剤

アルコールを主成分とする消毒薬で，エチルアルコール（エタノール）とイソプロピルアルコール（イソプロパノール）の2種類がある．

安全刺鍼深度（安全深度）

臓器あるいは主要な血管や神経を損傷する恐れのない刺鍼深度のこと．

イソプロピルアルコール（イソプロパノール）

生体や環境表面などに広く用いられる中水準消毒薬である．芽胞を除くほぼすべての微生物に有効である．エチルアルコールよりも脱脂作用が強く，特異な臭気がある．

異物

体内に存在する「正常な細胞」ではないものの総称．具体的には，伏鍼や伏鍼を核とした結石などのこと．故意に体内に鍼を残存させた埋没鍼も含む．

医療用手袋

患者と医療者双方の感染を防止するために用いられる単回使用の手袋で，ラテックスゴム製，ニトリルゴム製，プラスチック製などがある．また，診療検査用の未滅菌のものと手術や無菌操作時に使用される滅菌済みのものがある．

インシデントレポート

インシデントの内容を報告書としてまとめたもの．再発防止のため，インシデントの傾向・実態を明確にし，組織的な防止対策の必要事項や問題点を明らかにす

る．インシデントとは，患者に人的経済的損害を及ぼすことはなかったものの，当事者に「ヒヤリ」あるいは「ハッ」とするような経験をもたらす不慮の出来事のことである．

円皮鍼

皮下鍼の一つ．鍼を直刺し皮下組織を刺激するタイプの鍼．押しピン様の形状をする．

オーバーセンシング

心臓のペースメーカーにおいて，筋電位や雑音を自己心拍と誤認識してしまうこと．

応急処置

医療施設などで行われる本格的あるいは決定的治療に先立って，傷病発生現場あるいは搬送途上で訓練を受けた救急隊員がおこなう処置のこと．

か行

感染性廃棄物

医療関係機関等から生じた廃棄物の中で，人に感染する（もしくは感染する恐れのある）病原体が含まれている廃棄物のこと．

危険刺鍼深度（危険深度）

安全深度を超えた刺鍼深度で，臓器あるいは主要な血管や神経を損傷する恐れのある刺鍼深度のこと．

局方消毒用エタノール

→消毒用エタノールを参照

空気感染

5ミクロン以下の飛沫核に乗って空気中を長時間浮遊し伝播する微生物による感染のこと．陰圧個室などの空調管理やろ過マスクの使用により予防が可能である．

クロルヘキシジングルコン酸塩

皮膚に対する刺激性が少なく，臭気がほとんどない生体に用いられる低水準消毒薬である．使用時に殺菌力を発揮するだけでなく，皮膚に残留して持続的な抗菌作

用を発揮する．速乾性擦式アルコール製剤に添加されていることもある．

血友病

血液凝固因子の先天的欠乏により出血傾向をきたす疾患である．刺鍼により深部組織への出血（内出血，血腫）を起こすことがある．

毫鍼

刺入する鍼の一つ．刺入部分の鍼体と操作部分の鍼柄からなる標準的な鍼をいう．一般に鍼といえば毫鍼をさす．

個人防護具

血液や体液などで衣服が汚染される可能性がある場合に使用するもので，ガウンまたはエプロン，マスク，ゴーグル，手袋などのこと．これらはすべて単回使用でその都度交換する．

さ行

三稜鍼

刺入する鍼の一つ．尖端が三つ目錐のような形状をしており，刺絡療法で用いられる．

次亜塩素酸ナトリウム

芽胞を含む多くの微生物に対して即効的な殺菌力を発揮する中水準消毒薬である．金属に対しては腐食性があるため医療器具への適応はプラスチック製品に限られる．衣類やリネンの漂白にも用いられる．

消毒

微生物の数を減らすこと．微生物を完全に殺滅するわけではなく，消毒剤によりその範囲も変わる．

消毒用エタノール

生体や環境表面などに広く用いられる中水準消毒薬である．芽胞を除くほぼすべての微生物に有効である．日本薬局方（局方）では76.9〜81.4vol％エタノールを消毒用エタノールと定めている．

小児鍼

皮膚鍼のうち，主に小児の施術を目的とした鍼の総称あるいは施術法のこと．皮膚鍼と同義語で用いられることが多く，接触鍼と摩擦鍼に大別される．

神経損傷

刺鍼による神経自体の損傷および刺鍼による神経周囲組織の損傷（出血や血腫など）由来の神経症状のこと．

心タンポナーデ

心臓を覆う心外膜（心嚢）の間に多量の液体（心嚢水や血液）や気体が貯留して心臓が十分に拡張できなくなった状態．これは心臓への刺鍼によっても起こりうる．

接触感染

患者との直接接触や周辺の物品・環境表面を経由した間接接触により伝播する微生物によって生じる感染である．個室隔離，手袋の使用，消毒剤による手指消毒などで予防が可能である．

接触鍼

皮膚鍼の分類の一つ．鍼の尖端を皮膚に接触させ，これを刺激する鍼の総称．

洗浄

生体や器材などに付着した有機物を物理的に除去すること．

臓器損傷

刺鍼もしくは伏鍼による内臓や血管の損傷のこと．

速乾性擦式アルコール製剤

手指の微生物を不活化かつ（あるいは）一時的に増殖を抑制するために用いられるアルコールをベースとした消毒剤のこと．

た行

単回使用毫鍼

単回使用（シングルユース）つまり一回の刺抜を前提とした毫鍼のこと．日本工業規格（単回使用ごうしん（毫鍼）JIS T9301：2016）が存在し，医療機器ではクラスⅡ（管理医療機器）に分類される．

中水準消毒（薬）

芽胞以外のすべての微生物を殺滅するが，中には殺芽胞性を示すものがある．次亜塩素酸ナトリウム，ポビドンヨード，アルコール類などがこれに相当する．

低周波鍼通電療法

生体に刺入した毫鍼を介して，生体に低周波の電気刺激を与える療法のこと．

鍉鍼

刺入しない鍼の一つ．経絡や経穴を押圧することを目的とする棒状の鍼．鍼の尖端（鍼尖）は丸く鈍である．

低水準消毒（薬）

ほとんどの細菌，ある種のウイルス，真菌に有効だが，結核菌や芽胞に無効である．クロルヘキシジングルコン酸塩，第4級アンモニウム化合物（ベンザルコニウム塩化物，塩化ベンゼトニウム），両性界面活性剤がこれに相当する．

な行

は行

バイオハザードマーク

感染性廃棄物であることを識別できるよう，収納した容器に付けるマークである．内容物が液状または泥状のもの（血液など）には赤色，固形状のもの（血液が付着したガーゼなど）には橙色，鋭利物（注射針，鍼など）には黄色のマークを付ける．

抜鍼困難

刺入した鍼が抜去できなくなった状態のこと．

鍼電極低周波治療器

低周波鍼通電療法専用の治療機器のこと．医療機器ではクラスⅡ（管理医療機器）に分類される．

皮下鍼

刺入する鍼の一つ．皮下組織の刺激を目的とする，鍼体長の短い鍼の総称．刺入した鍼が脱落しないよう，鍼柄部分あるいは体外に露出した鍼体部分に絆創膏を貼

付する．円皮鍼と皮内鍼に大別される．

皮内鍼

　皮下鍼の一つ．鍼を横刺し皮下組織を刺激するタイプの鍼．

皮膚鍼

　刺入しない鍼の一つ．皮膚刺激を目的とした鍼の総称．接触鍼と摩擦鍼に大別される．

飛沫感染

　5ミクロンを超える飛沫に乗って伝播する微生物による感染である．患者との距離を保つ，患者にマスクを着用させるなどで予防が可能である．

伏鍼

　折鍼により体内に残存した鍼のこと．埋没鍼によって体内に残存した鍼も伏鍼に含まれる．

ベンザルコニウム塩化物

　陽イオン界面活性剤（逆性石けん）であり，主に環境表面（ベッド，床など）の消毒に用いる低水準消毒薬である．速乾性擦式アルコール製剤に添加されていることもある．

ま行

埋没鍼

　故意に体内に鍼を残存させる施術法，あるいはそれによって体内に残存した鍼のこと．

摩擦鍼

　皮膚鍼の分類の一つ．皮膚を摩擦（擦過）して刺激することを目的とした鍼の総称．

滅菌

　芽胞を含むすべての微生物を殺滅し，無菌化すること．

や行

指サック

　患者と施術者双方の感染を防止するために用いられる. ラテックスゴム製品で, 滅菌済み製品と未滅菌の製品がある.

わ行

ワクチン不応者

　ワクチンを接種したが, 予防に必要な抗体価が得られなかった者のこと. B型肝炎の予防接種では2シリーズ (1シリーズ3回接種) の接種を経てもなお抗体が陽性化しなかった者をさす.

索　引

　本ガイドラインは，国立研究開発法人日本医療研究開発機構（AMED）臨床研究・治験基盤事業部（臨床研究課）平成30年度および平成31年度「『統合医療』に係る医療の質向上・科学的根拠収集研究事業」—「統合医療」の国際標準化などの基盤整備に関する研究「ISO/TC249における国際規格策定に資する科学的研究と調査および統合医療の一翼としての漢方・鍼灸の基盤研究」の助成を受けて作成された．

鍼灸安全対策ガイドライン2020年版　　ISBN978-4-263-24088-5

2020年 5 月 25 日　第 1 版第 1 刷発行

監　　修　坂　本　　　歩

編　　集　公益社団法人
　　　　　全日本鍼灸学会
　　　　　学 術 研 究 部
　　　　　安 全 性 委 員 会

発 行 者　白　石　泰　夫

発行所　医歯薬出版株式会社

〒113-8612　東京都文京区本駒込1-7-10
TEL. (03) 5395-7641 (編集)・7616 (販売)
FAX. (03) 5395-7624 (編集)・8563 (販売)
https://www.ishiyaku.co.jp/
郵便振替番号 00190-5-13816

乱丁，落丁の際はお取り替えいたします.　　　　　　　印刷・真興社／製本・榎本製本
© Ishiyaku Publishers, Inc., 2020. Printed in Japan